MORTALITÉ VARIOLIQUE

RAISONNÉE

PENDANT UNE PÉRIODE DE TREIZE ANS

A BORDEAUX

PAR LE

Dr MARMISSE

Membre titulaire de la Société française d'Hygiène,
Membre correspondant de la Société de Médecine de Paris,
de la Société des Médecins des Bureaux de bienfaisance,
de la Société d'Anthropologie et de la Société de Statistique de Marseille,
de la Société de Climatologie algérienne, Secrétaire du Comité Médical de la ville de Bordeaux,
Lauréat du Gouvernement (Médailles d'argent et d'or, Choléra de 1854-1855),
Lauréat et Médecin-Inspecteur de la Société protectrice de l'Enfance de la Gironde,
Lauréat de la Société nationale d'Encouragement au Bien.

BORDEAUX

IMPRIMERIE G. GOUNOUILHOU

II — RUE GUIRAUDE — II

1878

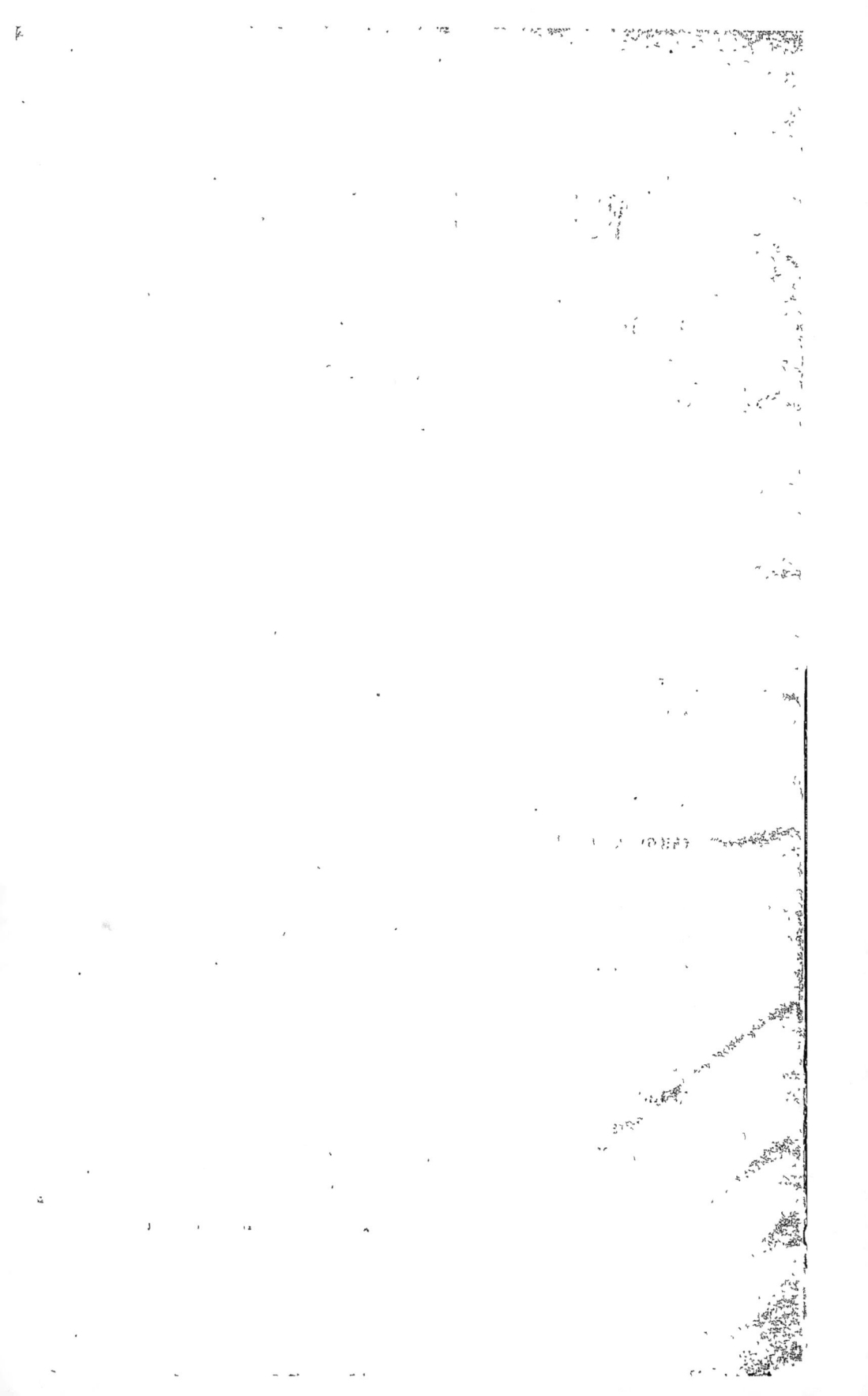

MORTALITÉ VARIOLIQUE

RAISONNÉE

PENDANT UNE PÉRIODE DE TREIZE ANS

A BORDEAUX

PAR LE Dʳ MARMISSE

INTRODUCTION

Au Congrès scientifique qui se réunit à Bordeaux, en 1861, la section des *Sciences médicales* inaugura ses séances par une discussion approfondie d'un Mémoire que nous lui avions spécialement adressé, où nous étudiions les causes de décès dans notre ville, avec l'influence des diverses causes générales : âge, sexe, saisons, profession, etc. Un chroniqueur de notre presse non scientifique crut faire de l'esprit en disant que cette section s'était occupée des morts avant de s'occuper des vivants. Cet homme de plume paraissait ignorer, ou voulait paraître ignorer, que la science peut utiliser la mort au profit de la vie, et que, souvent même, on ne peut connaître complètement la vie que par la mort. L'autopsie n'éclaire-t-elle pas la maladie, au grand avantage de la santé? Or, la statistique des causes mortuaires est au fond une espèce de nécropsie; elle fouille dans les divers éléments qui ont agi sur la cause mortuaire : sexe, âge, profession, influences climatériques, saisonnières, endémiques, épidémiques, etc. Le calcul et le raisonnement remplacent ici le scalpel, le microscope, les réactifs, etc. Voilà un point de vue qui plaiderait, si c'était nécessaire, la cause de cette statistique, au milieu de tant d'autres arguments, qui peuvent d'ailleurs la défendre contre les sarcasmes des gens superficiels ou contre les préventions qu'ont pu faire naître des exagérations et des prétentions risquées. Passant sous silence les avantages nombreux et précieux de la statistique des causes mortuaires, nous dirons qu'appliquée, comme nous allons le faire, à la mortalité variolique en particulier, elle peut fournir des enseignements et des renseignements de grande valeur au point de vue pratique, et, en cette circonstance, cela veut dire au point de vue prophylactique. On pourra s'en convaincre dans le courant de ce travail.

Nature des Documents.

La mortalité variolique n'est pas très élevée à Bordeaux en temps ordinaire, c'est-à-dire que l'endémie de la variole y est peu prononcée. Mais, ce qui caractérise cette maladie, c'est qu'elle est une véritable épée de Damoclès suspendue au dessus de toute agglomération humaine, par la transformation possible, à un moment donné, de l'endémie la plus faible en l'épidémie la plus désastreuse; c'est l'atome du virus qui, une fois introduit dans l'organisme, peut y produire les désordres les plus graves en l'emprisonnant tout entier; c'est enfin le ferment insaisissable qui, jeté au sein de la matière organique, peut y provoquer la putréfaction générale.

Par nos tableaux, où les décès varioliques sont distribués, parallèlement aux autres, d'abord par années, puis par mois, on appréciera mathématiquement l'intensité des diverses formes endémiques et épidémiques que la maladie a revêtues dans une période de treize ans, c'est-à-dire de 1861 à 1866, puis de 1870 à 1877.

Les bulletins mortuaires sur lesquels nous opérons appartiennent à deux sources bien distinctes :

850 sortent des hospices et hôpitaux et 2,244 sont rédigés par nos médecins vérificateurs de décès. Ici tombent toutes les objections soulevées, en tout temps, contre la bonne qualité scientifique des documents recueillis seulement par les médecins de l'état civil, sans le concours des médecins traitants. La variole est, en effet, une des maladies pour lesquelles l'enquête mortuaire ne présente aucune difficulté ni sur leur nature, ni sur la question si embrouillée du secret professionnel et des égards qu'on doit aux familles. Quoique l'on dise, quoique l'on fasse, chaque commère du quartier sait très bien que son voisin ou sa voisine a succombé à la variole. D'une autre part, nous avertissons que, sous la rubrique *variole,* nous englobons aussi bien la *variole modifiée,* désignée sous la dénomination de *varioloïde,* que la variole normale régulière.

Division du travail.

Dans une première partie, nous mettrons sous les yeux de nos lecteurs les documents, sous forme de tableaux, qui servent de base à nos recherches ; puis, dans une seconde partie, nous ferons nos diverses investigations raisonnées.

PREMIÈRE PARTIE

DOCUMENTS DE STATISTIQUE

Distribution annuelle
des décès varioliques et autres pendant une période de treize ans.

ANNÉES	DÉCÈS VARIOLIQUES	AUTRES DÉCÈS
1861	13	4.174
1862	80	4.584
1863	72	4.634
1864	96	4.248
1865	82	4.614
1866	11	4.731
1870 (¹)	2.070	5.889
1871	404	6.824
1872	15	4.713
1873	1	5.191
1874	8	4.761
1876	10	5.418
1877	262	5.330
TOTAUX.....	3.094	67.101

(¹) En 1869, le chiffre général des décès fut de 5.012.

Distribution par saisons
des décès varioliques.

En hiver..... (Décembre-janvier-février)..... 20,62 p. 100.
Au printemps. (Mars-avril-mai)............... 15,48 —
En été....... (Juin-juillet-août)............ 29,67 —
En automne.. (Septembre-octobre-novembre).. 34,22 —

Distribution mensuelle

*des déces varioliques et autres pendant les épidémies
de 1870-71-77.*

MOIS	1870		1871		1877	
	Décès varioliques	Autres décès	Décès varioliques	Autres décès	Décès varioliques	Autres décès
Janvier..........	13	539	157	846	4	423
Février.	32	501	111	788	3	425
Mars..........	37	523	44	755	9	482
Avril.	92	511	25	617	2	409
Mai............	188	460	17	488	3	452
Juin.	269	369	5	393	11	385
Juillet..........	294	585	14	473	8	511
Aout.	193	507	15	508	18	423
Septembre.....	252	416	6	480	16	394
Octobre........	346	422	5	469	42	555
Novembre.....	189	466	2	445	86	400
Décembre......	165	590	3	562	60	471
TOTAUX....	2.070	5.889	404	6.824	262	5.330

N.-B. — La grande épidémie de 1870, qui s'est prolongée dans les
premiers mois de 1871, pour s'éteindre peu à peu, avait débuté par
4 décès en décembre 1869 : le 17, le 21, et 2 le 24.

Mortalité exceptionnelle de 1870 et 1871.

On a dû remarquer cette mortalité, qui est presque inouïe
dans les fastes bordelaises ([1]). L'année qui a précédé 1870 n'a
donné que 5,012 décès, et celle qui a suivi 1871 est descendue
à 4,728. Or, l'épidémie variolique ne rend pas compte toute
seule de cette élévation excessive. C'est que, vers les derniers
mois de 1870 et dans les premiers de 1871, la constitution
démographique de Bordeaux a été profondément modifiée.

Qu'on nous permette ici quelques considérations rétrospec-
tives sur la population bordelaise, à cette époque si désastreuse

---

([1]) Nous disons presque inouïe, parce que nos chroniques locales nous ont
transmis le chiffre de 12,000 décès survenus dans une des épidémies du
Moyen-Age.

pour notre nation. S'il y a digression, on voudra bien l'excuser, vu l'intérêt historique qui s'y rattache.

Population flottante de Bordeaux en 1870-71.

Après notre désastre de Sedan, les hordes citra-rhénanes, ne rencontrant plus d'obstacle sérieux sur leur route, s'avancèrent à travers la France, de l'Est à l'Ouest, des bords du Rhin aux rives de l'Océan, n'étant arrêtées que par un nouvel Indus, comme les Macédoniens d'Alexandre au fond de l'Asie. C'était pour notre malheureuse patrie une répétition de l'invasion du v° siècle de la part des diverses nuances des races teutonique et germaine : Prussiens, Poméraniens, Bavarois, Saxons, Wurtembergeois, etc., réunis sous le même drapeau, obéissant à la même convoitise de nos milliards et de nos riches provinces. Ces descendants des envahisseurs de l'ancien empire romain, et en particulier de l'ancienne Gaule, étaient, au point de vue stratégique, plus redoutables encore que leurs pères.

Sur leur route, nos armées avaient été écrasées, aussi bien par leur science militaire que par leur supériorité numérique. Nos soldats ou avaient succombé sur les champs de bataille, ou avaient été amenés en captivité, ou avaient été dispersés. Nos innombrables envahisseurs, après leur dernière victoire, s'étaient fractionnés en plusieurs armées puissantes, autant par leur outillage militaire que par le nombre de leurs soldats. Une première avait formé une vaste ceinture de fer autour de Paris ; une deuxième alla camper à l'embouchure de la Seine ; une troisième se dirigea vers nos frontières du Nord ; une quatrième visa notre Gouvernement de Tours, en occupant Orléans. Tout marchait avec habileté et avec succès sur l'échiquier de Moltke. Devant ces nuées de soldats disséminés sur une si vaste étendue de notre territoire, enivrés par la victoire et par la confiance en leur force, des milliers d'individus et des familles entières fuyaient avec précipitation et en désarroi vers les contrées de la France qui, par leur éloignement, paraissaient devoir être abritées contre l'invasion. Nous en avons entendu quelques-uns s'écrier tristement, comme dans le poète :

Nos fines patrios et dulcia linquinas arva.

Bordeaux attira principalement ces émigrés de l'intérieur. L'investissement de Paris contribua pour une bonne part à cette immigration. Dans cette attraction vers la belle cité du Midi, il y avait plusieurs éléments : calme relatif de la ville au milieu de nos désastres militaires, compliqués d'une révolution; approvisionnement de toute sorte, au milieu d'un dénûment général; suractivité de certaines industries, provoquée par la brusque interruption avec Paris et par les besoins urgents de la Défense Nationale; relations faciles avec les pays étrangers et avec l'intérieur de la France; de plus, séjour agréable et vanté par tous les voyageurs.

L'arrivée du Gouvernement de Tours, son installation dans nos murs, depuis octobre jusqu'à la fin de février, nous attira aussi une population spéciale de bon et de mauvais aloi, au point de vue social et politique. En outre, ce ne fut pas uniquement une immigration de gens en pleine santé; ce fut encore une véritable avalanche de militaires de tous grades malades ou blessés, que les chemins de fer versaient chaque jour dans tous nos hospices ou hôpitaux, dans nos divers établissements publics ou privés, transformés à la hâte en ambulances.

L'incident lamentable de la Commune, suivi du second siége de Paris, fit rester dans nos murs une partie de ces étrangers, même après l'établissement d'un Gouvernement régulier.

On peut donc affirmer que d'octobre 1870 à fin d'avril 1871, près de 40 à 45,000 individus ont été ajoutés au chiffre de notre population sédentaire; de là l'explication d'une mortalité exceptionnelle signalée par nos tableaux : 7,941 décès en 1870, 7,228 en 1871. Ainsi, pour ne citer que quelques noms notoires, Victor Hugo nous laissa un de ses membres, Ponson du Terrail, victime de l'épidémie variolique, nous confia, pour quelque temps, ses dépouilles mortelles.

Lieux des décès varioliques.

Où sont arrivés nos 3,094 décès varioliques?

Question importante, aux yeux de l'hygiène publique, pour laquelle le caractère essentiellement contagieux de la maladie est un élément continuel de sollicitude. Nos bulletins font la distribution suivante :

Dans la ville......................	2,184	70,58 p. 100.
Dans nos divers hôpitaux ou hospices municipaux....................	720	23,27 —
Dans l'hôpital militaire........ 126 ⎫ Dans diverses ambulances.... 60 ⎭	186	6,01 —
Dans l'hospice des aliénées.........	2	
Dans la prison départementale......	2	

On peut donc dire que 29,28 p. 100 sont survenus ailleurs que dans les domiciles des habitants.

Qu'on nous permette de nous étendre un peu sur cette question du lieu des décès varioliques. L'hygiène publique, en temps d'épidémie quelconque, y est intéressée, comme nous l'avons dit.

Les hygiénistes indépendants ou attachés aux administrations publiques, n'importe à quel titre, ont toujours insisté sur la nécessité capitale qu'il y avait à concentrer le plus possible les foyers d'infection, d'où peuvent s'exhaler des miasmes contagieux. Sous l'empire de cette préoccupation constante, ils ont toujours conseillé de créer des salles spéciales dans les hospices ou hôpitaux, et surtout d'avoir, pour les temps d'épidémies variolique, cholérique, puerpérale, typhique, etc., des établissements hospitaliers destinés aux victimes du fléau, et, autant que possible, situés loin des habitations. La science propose, mais l'Administration dispose... des finances. De là des difficultés d'un premier ordre apportées à l'application des idées les plus rationnelles, comme les plus humanitaires et les plus sociales. Mais il faut y ajouter des obstacles d'un second ordre, difficultés provenant de l'ignorance, des préjugés ou de l'égoïsme outré. Voilà l'explication d'un fait étrange, en même temps qu'odieux, de villes riches pouvant abriter une partie de leurs habitants contre l'atteinte d'une épidémie, et qui ne le font pas. Écoutez l'anecdote suivante arrivée récemment chez nous :

Notre Conseil municipal, ému par le retour, à bref délai, d'une nouvelle épidémie variolique, s'était enfin rendu aux désirs du Conseil d'hygiène et des Administrateurs de nos hospices. Il avait autorisé l'achat d'une propriété *extra-muros*, pour y recevoir nos varioleux. A cette nouvelle, les habitants de la commune limitrophe sur le territoire de laquelle se trouvait la propriété, signent une protestation énergique contre l'installation d'un pareil établissement dans le voisinage de leurs maisons. Notre honorable préfét, sous la pression de cette résistance opiniâtre, fut obligé d'annuler la décision de nos édiles.

A l'occasion des mesures de police sanitaire qu'on propose de prendre contre les maisons infectées par des cas de maladie contagieuse, nous ne pouvons résister au désir de faire un rapprochement historique très curieux et très instructif.

Certaines communications faites à l'Académie de Médecine, dans ces derniers temps, pour arrêter le développement de la fièvre typhoïde, nous ont paru vouloir renouveler, d'une manière indirecte, des mesures sanitaires usitées dans des temps réputés arriérés, lors de ces fléaux épidémiques que nos chroniques dénomment *peste, contagion*. Il y avait réellement, à ces époques, des hôpitaux spéciaux ; de plus, les maisons infectées, les quartiers même étaient séquestrés ; on faisait parvenir leur nourriture aux habitants de ces maisons par des hommes spéciaux, masqués, qui l'introduisaient au moyen de perches. Il semble qu'il ne répugnerait pas à des hommes de science contemporaine, faisant autorité, d'emprunter quelques-unes de ces mesures, pour restreindre l'extension d'une épidémie. Les Sociétés paraîtraient donc parcourir le même cercle, dans beaucoup de choses. Nos anciennes Universités reparaissent sous la dénomination d'*Universités libres ;* nos vieilles corporations, dont on a fait table rase, voudraient revivre sous l'appellation de *Chambres syndicales ;* nos municipalités réclament, les armes à la main, et avec le pétrole, leur ancienne autonomie ; quant aux douanes provinciales, elles sont de plus en plus renouvelées par des octrois de plus en plus pressurants. Caprice des institutions politiques et sociales !

Distribution journalière des décès varioliques pendant l'épidémie de 1870-71.

Dans la durée de l'épidémie de 1870-71, la répartition journalière des décès varioliques s'est faite très irrégulièrement au point de vue du minimum et du maximum. Voici cette distribution :

Pour les douze mois de 1870.

Dans 35 jours.......	1 décès.	Dans 9 jours........	12 décès.
Dans 34 jours.......	2 —	Dans 5 jours........	13 —
Dans 25 jours.......	3 —	Dans 4 jours........	14 —
Dans 35 jours.......	4 —	Dans 2 jours.......	15 —
Dans 34 jours.......	5 —	Dans 1 jour........	16 —
Dans 32 jours.......	6 —	Dans 2 jours.......	17 —
Dans 29 jours.......	7 —	Dans 1 jour........	18 —
Dans 25 jours.......	8 —	Dans 2 jours.......	19 —
Dans 20 jours.......	9 —	Dans 1 jour........	20 —
Dans 13 jours.......	10 —	Dans 2 jours.......	21 —
Dans 12 jours.......	11 —		

N.-B. — Dans l'année 1870, il n'y a eu que 41 jours sans décès varioliques.

Pour les deux premiers mois de 1871.

Dans 4 jours.......	1 décès.	Dans 5 jours........	6 décès.
Dans 6 jours.......	2 —	Dans 9 jours........	7 —
Dans 13 jours.......	3 —	Dans 6 jours........	8 —
Dans 11 jours.......	4 —	Dans 1 jour........	9 —
Dans 4 jours.......	5 —		

N.-B. — Dans ces deux mois, il n'y a eu aucun jour sans décès.

Mortuaire variolique

pendant une période de treize ans

Dans les 10 premiers jours....	8 décès...		
Entre 10 et 15 jours..........	16 — ...		
Entre 15 et 25 jours..........	12 — ...		
Entre 25 et 31 jours..........	16 — ...		
TOTAL.......	52 décès...	29m...	23f
Entre 1 et 2 mois...........	16 décès...	10m...	6f
Entre 2 et 3 mois...........	28 — ...	17m...	11f
Entre 3 et 4 mois...........	14 — ...	7m...	7f
Entre 4 et 5 mois...........	17 — ...	8m...	9f
Entre 5 et 6 mois...........	23 — ...	17m...	6f
Entre 6 et 7 mois...........	21 — ...	12m...	9t
Entre 7 et 8 mois...........	15 — ...	9m...	6f
Entre 8 et 9 mois...........	4 — ...	1m...	3f
Entre 9 et 10 mois..........	17 — ...	8m...	9f
Entre 10 et 11 mois..........	9 — ...	5m...	4f
Entre 11 et 12 mois..........	41 — ...	20m...	21f
TOTAL.......	205 décès...	114m...	91f

N.-B. — La première série appartient à des nouveau-nés ayant eu une mère variolique. De plus, 2 n'ont vécu que 7 heures.

Entre 12 et 18 mois...........	78 décès...	45m...	33ᶠ
Entre 18 et 24 mois..........	57 — ...	32m...	25ᶠ
Entre 2 et 3 ans............	129 — ...	70m...	59ᶠ
Entre 3 et 4 ans............	84 — ...	50m...	34ᶠ
Entre 4 et 5 ans............	77 — ...	44m...	33ᶠ
Entre 5 et 6 ans............	51 — ...	31m...	20ᶠ
Entre 6 et 7 ans............	33 — ...	24m...	9ᶠ
TOTAL........	509 décès...	296m...	213ᶠ
Entre 7 et 10 ans............	81 décès...	35m...	46ᶠ
Entre 10 et 15 ans............	109 — ...	65m...	44ᶠ
Entre 15 et 20 ans............	316 — ...	166m...	150ᶠ
Entre 20 et 25 ans............	354 — ...	203m...	151ᶠ
Entre 25 et 30 ans............	381 — ...	234m...	147ᶠ
Entre 30 et 35 ans............	305 — ...	165m...	140ᶠ
Entre 35 et 40 ans............	239 — ...	131m...	108ᶠ
Entre 40 et 45 ans............	170 — ...	95m...	75ᶠ
Entre 45 et 50 ans............	120 — ...	72m...	48ᶠ
Entre 50 et 55 ans............	70 — ...	44m...	26ᶠ
Entre 55 et 60 ans............	62 — ...	32m...	30ᶠ
Entre 60 et 65 ans............	26 — ...	7m...	19ᶠ
Entre 65 et 70 ans............	12 — ...	7m...	5ᶠ
Entre 70 et 75 ans............	11 — ...	6m...	5ᶠ
A 79 ans....................	1 — ...	0m...	1ᶠ
A 80 ans....................	1 — ...	0m...	1ᶠ
A 82 ans....................	2 — ...	2m...	0ᶠ
A 84 ans....................	1 — ...	0m...	1ᶠ
A 88 ans....................	1 — ...	0m...	1ᶠ
TOTAL.......	2262 décès...	1264m...	998ᶠ
TOTAL DES 4 GROUPES....	3028 décès...	1703m...	1325ᶠ

N.-B. — Sur notre total de 3,094, 66 bulletins ne mentionnaient pas l'âge. C'est ce qui explique notre différence d'avec le total de 3,094.

Recensements de la population bordelaise

En 1861	162,753 habitants.
En 1866............................	192,200 —
En 1872............................	194,054 —
En 1876............................	215,140 —

Lieux d'origine des décédés.

Les modifications radicales apportées, depuis plus d'un demi-siècle, dans nos moyens de locomotion, l'activité fébrile introduite dans l'industrie, dans le commerce, dans l'exercice des diverses professions dites *libérales* et autres, les nécessités capricieuses de la carrière administrative, le besoin impérieux de chercher un champ propre aux goûts et au génie de chacun, le désir dévorant de tenter des voies nouvelles en toutes choses : voilà tout autant de causes qui provoquent dans les masses une continuité de mouvements et de déplacements, dont l'image exacte se trouverait dans les flots toujours agités de la mer. Aussi les cités ne sont-elles plus composées de familles nées, vivant et se renouvelant au milieu des traditions locales, inscrivant avec orgueil un titre de bourgeois sur leur arbre généalogique, conservant avec une pieuse fidélité leur place dans le palais, dans le barreau, dans l'armée, dans la charge ministérielle, dans la carrière libérale, dans l'église, au comptoir, à l'usine, à l'atelier, ayant autant une vie municipale qu'une vie domestique. Tout est changé ; suivant l'expression des novateurs de Molière, nous avons mis le cœur à droite et le foie à gauche.

Nous n'avons presque plus de sentiment pour la ville natale. Citoyens, portez vos pénates partout où il vous plaira ; quelques mois après votre installation dans la cité où vous aurez déployé votre tente de nomade, vous aurez le droit de vous mêler à la discussion et même à la direction de ses intérêts les plus locaux.

Quelle est la grande ville à laquelle ces réflexions ne peuvent pas s'appliquer ? Bordeaux, comme toutes les cités riches, industrielles ou commerciales, se ressent de cette espèce de cosmopolitisme qui préside à la composition de leur population. Le tableau que nous allons donner sur l'origine des décédés en est une preuve chiffrée. Les vrais bordelais par la naissance ne forment même pas une majorité sur les autres ; c'est ainsi que la Garonne, qui vient former son port, rendez vous séculaire de navires de toute nationalité, voit, dans son long parcours, ses eaux se modifier intégralement, par le mélange de nombreux affluents qui viennent la grossir. En dépouillant, au point de vue de l'origine, la population mortuaire, on peut donc analyser indirectement les éléments nombreux et variés qui composent une population vivante. C'est ce que nous allons faire.

Les individus nés à Bordeaux n'ont qu'une part de 39 à 40 pour 100 dans la mortalité variolique. La Gironde (hors Bordeaux) a fourni 9 à 10 pour 100, divers pays étrangers à la France 2 à 3 pour 100, et les divers départements 47 à 48 pour 100.

Dans cette répartition, qui redonne à chaque département ce qui lui revient, au point de vue originaire, nous trouvons un moyen d'apprécier le degré d'attraction qui pousse chaque agglomération départementale vers Bordeaux. Le premier en tête est le département des Basses-Pyrénées, dont l'humeur voyageuse se caractérise aussi bien pour les pays étrangers que pour l'intérieur de la France. La part bordelaise est de 8 à 9 pour 100 ; viennent ensuite le département des Landes, 3 à 4 pour 100, ceux des Hautes-Pyrénées, du Lot-et-Garonne, 2 à 3 pour 100, de la Corrèze, de la Haute-Garonne, de la Charente-Inférieure, de l'Ariége, de la Haute-Vienne, du Lot, du Cantal, de la Charente, 1 à 2 pour 100.

Pour apprécier la proportion qui revient à d'autres départements, il faut employer une autre formule : pour le Gers, 8 à 9 pour 1,000 ; pour la Loire-Inférieure, 7 à 8 pour 1,000, pour la Vendée, 5 à 6, pour le Morbihan, la Vienne, 4 à 5, pour la Seine, l'Ille-et-Vilaine, le Finistère, la Seine-Inférieure, l'Indre-et-Loire, les Deux-Sèvres, la Creuse, 3 à 4.

En résumé, 74 départements, en dehors de la Gironde, ont payé une part quelconque à la contribution variolique pendant une période de treize ans, dans la mortalité bordelaise.

En nous retournant vers les pays étrangers, nous trouvons que l'Espagne y occupe une place importante, et que même, sous ce rapport, cette place est la septième parmi nos départements.

A moins d'illusion de notre part, nous croyons que cette manière d'interpréter les chiffres mortuaires peut éclairer sur la composition d'une population vivante. C'est une espèce de prisme qui fait ressortir les diverses couleurs d'un tout démographique.

Distribution par lieux d'origine de 2,658 décédés varioliques.

Dans Bordeaux.................	1,236	39 à 40 p. 100.
Dans la Gironde (hors Bordeaux).	307	9 à 10 —
Dans les Basses-Pyrénées.......	273	8 à 9 —
Dans les Landes	109	3 à 4 —
Dans le Lot-et-Garonne........	73	2 à 3 —
Dans les Hautes-Pyrénées.......	71	2 à 3 —
Dans la Corrèze...............	61	1 à 2 —
Dans la Haute-Garonne........	61	1 à 2 —
Dans la Charente-Inférieure.....	54	1 à 2 —
Dans l'Ariége.................	44	1 à 2 —
Dans la Haute-Vienne..........	42	1 à 2 —
Dans le Cantal................	37	1 à 2 —
Dans le Lot...................	37	1 à 2 —
Dans la Charente..............	36	1 à 2 —
Dans le Gers..................	28	(1)
Dans la Loire-Inférieure	22	
Dans la Vendée...............	14	
Dans le Morbihan..............	13	
Dans la Vienne................	13	
Dans la Seine.................	12	
Dans l'Ille-et-Vilaine...........	12	
Dans le Finistère.............	11	
Dans la Seine-Inférieure........	11	
Dans l'Indre-et-Loire..........	10	
Dans les Deux-Sèvres..........	10	
Dans la Creuse................	10	
Dans le Loir-et-Cher..........	9	
Dans le Tarn-et-Garonne.......	9	
Dans le Maine-et-Loire.........	7	
Dans l'Indre..................	6	
Dans le Cher.................	6	
Dans chacun des départements suivants : Tarn, Manche, Loiret, Côtes-du-Nord et Bouches-du-Rhône...................	5×5	
Dans chacun des départements suivants : Pyrénées-Orientales, Mayenne, H^{tes}-Alpes, Doubs, Aveyron, Calvados..........	4×6	
Dans chacun des départements suivants : Rhône, Yonne, Loire, Orne, Eure, Ardèche, Sarthe.	3×7	

(1) Les proportions suivantes sont trop minimes pour être données.

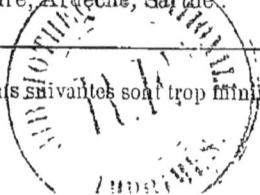

Dans chacun des départements
suivants : Aube, Gard, Isère,
Puy-de-Dôme, Var, Nièvre,
Marne, Eure-et-Loire, Seine-et-
Marne, Haute-Marne, Hérault. 2×7

Puis vient une série de 16 départements, qui n'ont fourni qu'un seul individu.

Pays étrangers.

73 victimes du fléau sont nées en pays étrangers. Voici leur énumération :

Espagnols	50
Anglais	4
Originaires de la Martinique	4
Italiens	3
Américains (États-Unis)	3
Portugais	1
Norvégien	1
Suisse	1
Bavarois	1
Victimes nées au Sénégal	1
à Cuba	1
à l'île Maurice	1
à Buenos-Ayres	1
à Porto-Rico	1

259 bulletins ne donnent pas le lieu de naissance; ils appartiennent en grande partie à des militaires.

Le désordre général qui existait partout et en toute chose à cette triste date de 1870-71, explique un peu cette inexactitude dans la rédaction de l'état-civil de nos soldats.

Nous ferons observer que, parmi ces étrangers, il y a 3 marins anglais et 1 marin norvégien, décédés à l'hôpital, et à qui le séjour dans notre port, pendant le règne de l'épidémie, a fait contracter la maladie. Signalons encore le prisonnier bavarois de trente-un ans, décédé dans notre prison le 31 décembre 1870.

Cette victime étrangère nous suggère de bien tristes réflexions.

Plusieurs de nos lecteurs n'ont-ils pas présent à la mémoire le nom de quelques enfants de Bordeaux dont les restes

mortels reposent, par suite de cette même variole, sur la terre
lointaine de la captivité. Espérons qu'il viendra, le jour où nos
compatriotes pourront aller verser quelques larmes sur la
terre qui a reçu leur dépouille infortunée.

Les chiffres que nous donne le tableau précédent nous ont
conduit aux réflexions politico-sociales exprimées plus haut.

De l'intensité des diverses épidémies varioliques.

A cause de sa double nature endémique et épidémique, la
variole est loin de sévir d'une manière un peu régulière et
uniforme sur une population donnée; c'est ce qui la différencie
considérablement d'avec le plus grand nombre des autres
causes mortuaires.

On peut lire dans nos tableaux, composés uniquement de
chiffres, combien la variole est capricieuse dans le degré de son
extension meurtrière. Ainsi, dans les années 1861, 1866, 1872,
1873, 1874, 1876, le total des victimes n'a été que de 58,
c'est-à-dire une moyenne annuelle de 9 à 10; en 1863, il y en
a eu 72; pour les années 1862, 1864, 1865, 1871, 1877, on voit
les chiffres suivants : 80, 82, 86, 262, 404; le total de ces
5 années n'atteint pas encore la moitié des victimes de 1870.

On voit donc que, pendant plusieurs années, Bordeaux était
sous le coup d'une véritable épidémie, mais peu meurtrière,
et que l'hygiène a été constamment, pendant cette période,
l'arme au bras, c'est-à-dire qu'elle a dû surexciter, dans la
population, la sollicitude des vaccinations et des revaccina-
tions; qu'elle a dû surveiller la concentration des cas
disséminés dans la ville, pour la partie de la population qui
demandait l'assistance publique.

Nous citerons un fait, qui prouve combien il y avait danger
à ce que chacune de ces petites épidémies prît de plus grandes
proportions. Nous avons pu savoir directement que, dans une
seule impasse, assez insalubre d'ailleurs (l'impasse Poyenne),
il y eut, dans le mois de janvier 1863, 7 varioleux, parmi
lesquels 1 décès.

Influence des mois et des saisons.

Nous ne tiendrons compte ici que des deux grandes
épidémies 1870-71 et 1877.

En 1870, le mois le moins chargé en décès fut janvier (13) et le plus chargé octobre (346).

En 1877, le moins chargé a été avril (2) et le plus chargé novembre (86).

Voici d'abord le rang des mois, du minimum au maximum :

En 1870.		En 1877.	
Janvier.	Novembre.	Avril.	Juin.
Février.	Août.	Février.	Septembre.
Mars.	Septembre.	Mai.	Août.
Avril.	Juin.	Janvier.	Octobre.
Décembre.	Juillet.	Juillet.	Décembre.
Mai.	Octobre.	Mars.	Novembre.

L'épidémie de 1870 s'est visiblement continuée pendant les premiers mois de 1871, pour s'éteindre peu à peu.

On voit que la marche mensuelle des deux épidémies n'a pas été bien uniforme. Nous avons vu d'ailleurs, à la suite d'un de nos tableaux, quelle a été la distribution par saison.

Rapport de la mortalité variolique avec la population vivante et avec la population mortuaire.

Après ces considérations générales sur la marche meurtrière de la variole à l'état d'endémie ou à l'état d'épidémie, nous allons l'étudier dans ses rapports avec la population vivante, puis avec les autres causes mortuaires.

La moyenne de la population bordelaise, pendant la période que nous embrassons, a été de 201,000 habitants environ, en ayant égard à la population flottante de 1870-71 que nous avons fait connaître.

La moyenne annuelle des décès généraux, pendant cette période, a été de 5,400. Ainsi, 10,000 habitants ont fourni annuellement 269 à 270 décès de toute origine. C'est un chiffre qui, comparé à ceux trouvés dans les autres grands centres de population, nous paraît prouver la salubrité relative, dans les temps ordinaires, de notre ville, et le bien-être matériel de sa population. Mais passons aux décès varioliques.

La moyenne annuelle, pour ces décès spéciaux, a été de 34 à 35 par 10,000 habitants. Par rapport aux autres décès, la part de la variole a été de 4 à 5 pour 100.

Nous n'avons pas l'intention de rechercher la mortalité par âge, au moyen des séries vivantes et des séries mortuaires. Nous nous contenterons de faire une remarque d'ensemble : c'est que, malgré la dégénérescence tristement réelle du vaccin, malgré le mode vicieux généralement employé, la méthode de Jenner pourrait encore conserver la vie à des milliers d'individus, enfants ou adultes, qui meurent faute d'y recourir ou faute d'être inoculés convenablement. Qu'on cesse de parler des suites fâcheuses de la vaccination comme opération en elle-même ! Nos 3,094 bulletins ne signalent pas un seul décès venant de cette cause spéciale. Quant à la possibilité d'inoculer d'autre virus que le virus vaccinal, c'est à chaque praticien de prendre ses précautions. Nous avons d'ailleurs, plus bas, un passage sur l'urgence d'une réorganisation radicale de la vaccination, au moins dans nos contrées.

Mortuaire

des individus dits non-vaccinés ou vaccinés [1].

Dans la 1re année.......	257 non-vaccinés.......		3 vaccinés.
De 1 à 2 ans...........	71	—	8 —
De 2 à 3 ans..........	69	—	1 —
De 3 à 4 ans..........	33	—	3 —
De 4 à 5 ans..........	35	—	» —
De 5 à 6 ans..........	21	—	2 —
De 6 à 7 ans..........	14	—	2 —
De 7 à 8 ans..........	12	—	4 —
De 8 à 10 ans..........	14	—	1 —
De 10 à 15 ans..........	25	—	7 —
De 15 à 20 ans.	30	—	8 —
De 20 à 25 ans..........	30	—	114 —
De 25 à 30 ans..........	34	—	103 —
De 30 à 35 ans..........	25	—	76 —
De 35 à 40 ans..........	18	—	45 —
De 40 à 45 ans..........	12	—	31 —
De 45 à 50 ans..........	13	—	25 —
De 50 à 55 ans..........	5	—	15 —
De 55 à 60 ans..	7	—	10 —
A reporter......	725 non-vaccinés.......		458 vaccinés.

[1] 1897 bulletins ne donnent aucun de ces détails.

Report........	725 non-vaccinés.......	458 vaccinés.	
De 60 à 65 ans.	2 —	....	5 —
A 66 ans.	1 —	....	» —
A 68 ans.	» —	....	1 —
A 73 ans.	» —	....	1 —
A 75 ans.	» —	....	2 —
A 84 ans.	» —	....	1 —
A 88 ans.	» —	....	1 —
TOTAUX	728 non-vaccinés.......	469 vaccinés.	

DEUXIÈME PARTIE

DOCUMENTS MÉDICAUX

Nous allons maintenant utiliser les renseignements médicaux que nous fournit l'enquête. C'est la partie qui nous paraît la plus directement utile et pleine d'enseignements pratiques.

État de vaccination ou de non-vaccination chez les décédés.

Nos 3,094 bulletins, sous le rapport de la vaccination ou de la non-vaccination, se divisent, comme nous l'avons établi dans un de nos tableaux, en trois groupes : 728 mentionnent la non-vaccination, 469 la vaccination, et 1,897 se taisent. Nous dirons cependant que nous avons mis d'office, pour ainsi dire, parmi les vaccinés, les militaires morts dans l'hôpital ou dans les ambulances, quoique leurs bulletins n'eussent pas mentionné de renseignements au point de vue de la vaccine. On sait, en effet, que tous les soldats sont vaccinés, et même soumis à la revaccination aussitôt qu'il y a imminence d'épidémie.

En face du nombre considérable de bulletins silencieux, il faut bien admettre qu'il y a ici une lacune regrettable. A quel groupe appartiennent ces bulletins? Nous pensons que plus de la moitié doit appartenir au groupe des vaccinés, et voici pourquoi : la petite épidémie de 1877 nous a donné 262 bulletins; hors, leurs rédacteurs paraissent avoir été, dans cette circonstance, plus stimulés qu'auparavant par le souci de moissonner des documents utiles, et ils nous fournissent 76 bulletins qui mentionnent l'absence de vaccination. Tout nous porte à croire que c'est un chiffre exact, par rapport au total de 262, ce qui fait une proportion de 29 à 30 pour 100 pour les individus non-vaccinés, proportion qui nous paraît énorme, après la leçon terrible donnée à notre population par la désastreuse épidémie de 1870-71.

Notre total de 3,094 ne nous donnerait, pour proportion correspondante, que 23 à 24 pour 100. Très certainement elle est bien inférieure à la réalité, et si les rédacteurs de bulletins avaient été animés, pendant la grande épidémie, par une sollicitude égale, nous aurions entre nos mains des documents d'une exactitude plus rigoureuse pour apprécier l'état de la vaccination ou de la non-vaccination, parmi les victimes de l'épidémie. Quoi qu'il en soit, utilisons notre enquête, en ayant égard au défaut qui la vicie en partie.

Nous ferons remarquer les 3 décès survenus chez des enfants dans la première année, les 8 entre un et deux ans, celui entre deux et trois ans, les 3 entre trois et quatre ans, tous quoique vaccinés.

Il y a dans ces faits, il faut bien l'avouer, une violation flagrante de la loi jennérienne; nous la faisons remarquer avant d'étudier la durée de l'immunité vaccinale.

Nous mettrons aussi en évidence les 257, 71, 69, 33 décès survenus chez des enfants d'âges correspondants, non-vaccinés.

N'y a-t-il pas dans ces faits une négligence dont la responsabilité doit remonter aux parents ou aux administrations publiques?

En lisant notre tableau spécial, on voit que les vaccinés donnent relativement beaucoup de vieillards (après 60 ans), 11, parmi lesquels 1 à 88 ans et 1 à 84 ans; tandis que les non-vaccinés n'en fournissent que 2, et encore entre 60 et 66 ans.

On y trouve, en outre, que l'immunité vaccinale diminue considérablement, surtout après vingt ans. La variole, comme toutes les maladies exanthématiques, en général, prélève un tribut de moins en moins élevé après quarante ans.

Urgence d'une réorganisation de la vaccination.

Nous avons dit que notre travail aurait des conclusions pratiques pour l'hygiène publique.

Nous allons le prouver, en plaçant ici les réflexions que nous suggère le chiffre énorme des non-vaccinés parmi les victimes des épidémies varioliques. Ces réflexions seront confirmées plus loin par des faits qui signaleront le besoin de la revaccination.

Notre enquête ne prouve-t-elle pas avec évidence que la foi en la vaccine a profondément baissé, soit à cause des échecs éprouvés par la méthode jennérienne, soit par le fait d'une certaine insouciance dans les masses, que la crainte du danger ne touche plus autant.

Il y a donc, pour la science et pour l'Administration sanitaire, urgence à réveiller cette foi chancelante et à raviver une crainte salutaire, n'importe à quel prix et n'importe par quels moyens. Une réorganisation radicale est à faire dans la vaccination. Les agissements usités ou sont nuls, ou tout-à-fait insuffisants, et par suite sont nuisibles, puisqu'ils inspirent une sécurité fallacieuse. Signalons quelques vices. Au moment du danger, on demande aux médecins un zèle et des sacrifices dont nul ne tient compte, ni public, ni Administration publique; zèle et sacrifices qui sont d'ailleurs au-dessus de leurs forces et de leurs ressources. Bien plus, dans ces moments de besoins extrêmes et de dangers réels, il y a un vrai encombrement; le vaccin manque totalement, soit dans les cabinets de médecins ou de sages-femmes, soit dans les endroits où le public est invité à se rendre; dans ce désarroi, le peu de vaccin dont on dispose est pris à tort et à travers, et souvent inoculé de même; avec un enfant vaccinifère, on inocule jusqu'à quatre cents personnes, c'est-à-dire avec une parcimonie bien imprudente. Il semble qu'on n'ait qu'un souci : celui de paraître avoir beaucoup vacciné. Quant aux résultats, il est bien entendu qu'ils ne sont ni connus, ni surveillés.

Que de choses nous aurions à dire encore, qui se trouvent sur les lèvres de tous les praticiens justement préoccupés, comme nous, de la santé publique, mais dont la voix se perd dans le désert, sort qui peut-être est réservé à la nôtre? Puissent néanmoins ces quelques lignes arriver à qui de droit ou tomber sur un terrain capable de les fructifier! Peut-être pourront-elles secouer l'espèce de somnolence où se trouve, depuis quelques années, le service de la vaccine dans notre ville!

Une pareille situation n'est pas d'ailleurs spéciale à Bordeaux.

Au moment où l'ouvrier habile et dévoué qui nous prête son concours dans la partie typographique de nos travaux de statistique nous apporte les épreuves des lignes qui précèdent, nous recevons une lettre relative au besoin d'une réorganisation de service public de la vaccine dans la ville de Marseille. L'honorable Dr Gibert, médecin des Chemins de fer de Paris à Lyon et à la Méditerranée, ayant vu, dit-il, par la lecture de nos divers travaux, combien nous étions dévoué à tout ce qui intéresse la santé publique, veut bien nous demander des renseignements sur ce qui se pratique à Bordeaux relativement aux vaccinations, et nous adresse un questionnaire.

« Je voudrais, nous écrit-il, une meilleure organisation du » service public des vaccinations. Nous sommes ici souvent » pris au dépourvu pour le vaccin jennérien, et c'est avec » difficulté qu'à un moment donné nous faisons un grand » nombre de vaccinations en peu de temps. Le vice vient chez » nous du défaut d'organisation; et il faut bien qu'il en soit » ainsi, puisque, à Lyon, on ne rencontre pas les mêmes » difficultés, grâce aux mesures prises par le Corps médical » et l'Administration préfectorale. »

Le Dr Maurin, autre notabilité médicale de Marseille, nous avait également écrit, il y a déjà quelques mois, dans le même sens.

Récidives varioliques mortelles. — 7 cas.

Dans les maladies exanthématiques, la récidive simple est déjà une grande exception; mais la récidive mortelle est une exception plus grande encore; c'est une exception dans l'exception. Notre enquête en fournit 7 cas.

Nous dirons que ce petit groupe doit être très exact, numériquement parlant; car les récidives varioliques, à terminaison mortelle, surprennent trop, même les personnes étrangères à la science qui approchent du malade à un titre quelconque, pour ne pas être portées à la connaissance du médecin vérificateur des décès. Le malade, d'ailleurs, victime d'une variole antérieure, en porte habituellement des cicatrices au visage, surtout s'il n'a pas été vacciné; en sorte qu'il dévoile lui-même, pour ainsi dire, son passé variolique.

Si nous plaçons ce groupe minuscule en face du groupe général, c'est-à-dire en face de 3,094, il nous autorise à dire, avec le poète :

Apparent rari nantes in gurgite vasto.

Série par âge.

Fille de cinq ans et demi, ayant eu la variole à trois mois;

Fille de quinze ans, ayant eu la variole à six mois;

Femme de trente-sept ans, ayant eu la variole à un âge non fixé. Elle a succombé à une variole confluente charbonneuse;

Homme de quarante-trois ans, vacciné à un âge non fixé, ayant eu une variole à un âge non fixé. Il a succombé à une variole confluente;

Homme de quarante-sept ans, ayant été vacciné dans son enfance, ayant eu la variole à un âge non fixé;

Fille de seize ans, ayant été vaccinée à dix-huit mois. Elle a eu une première variole à sept ans.

On a dû remarquer la variole mortelle survenue chez trois individus, malgré la double immunité de la vaccine et d'une première variole; ils ont donc présenté une triple exception : exception de la variole chez un vacciné; exception d'une deuxième variole chez un vacciné et un varioleux; exception d'une terminaison mortelle chez un vacciné qui est doublement varioleux.

Durée de l'immunité donnée par une première variole contre une deuxième devenue mortelle.

Le petit groupe que nous venons d'examiner plus haut nous fait soulever la question si importante de la durée de l'immunité relative provenant d'une première variole. La connaissance de cette durée pourrait éclairer sur l'époque où il y aurait danger, pour un ancien varioleux, à fréquenter des varioleux, et, par suite, sur l'époque où il y aurait nécessité pour lui de recourir à la ressource jennérienne.

Entre la première variole et la seconde, qui a été mortelle, les espaces suivants se sont écoulés : cinq ans trois mois; quatorze ans quatre mois; quinze ans trois mois; vingt-neuf ans. Dans trois cas, la date de la première variole n'a pas été donnée.

Dans un cas, l'immunité donnée par la vaccine contre une première variole n'a duré que cinq ans six mois. Nous verrons d'ailleurs cette question dans le passage où nous agitons celle de la durée de l'immunité donnée par la vaccine.

Prédisposition variolique par influence héréditaire.

A l'instar des diverses diathèses et des divers vices congénitaux, la variole subirait l'influence de cette force mystérieuse qu'on désigne par prédisposition héréditaire. Le bulletin qui regarde la fille de cinq ans et demi, citée plus haut, fournit un détail curieux. Sa mère avait eu, elle aussi, une double variole, sans y succomber, à six ans et à quarante-trois ans. De plus, un autre de ses enfants, âgé de six ans, en avait été atteint également deux fois, sans y succomber, à trois ans et à quatre ans.

Le rapprochement de ces deux dernières dates pourrait soulever quelques doutes sur l'authenticité du fait en lui-même. Néanmoins, le médecin vérificateur qui a rédigé ces détails sur le bulletin mortuaire a dû être frappé, comme nous, du besoin de preuves pour les admettre scientifiquement, et s'il s'est décidé à mentionner ces détails, en vue de l'enquête à laquelle ces bulletins devaient servir tôt ou tard, il a dû prendre ses précautions pour ne pas les accepter à la légère. Ce bulletin curieux a été rédigé le 30 décembre 1870.

On pourrait ajouter les espaces de un an et de trente-six ans à ceux que nous avons groupés plus haut.

Durée de l'immunité donnée par la vaccine contre une variole mortelle.

Cette durée était bien plus longue, lors de l'inauguration de l'admirable découverte de Jenner. Les rédacteurs de nos bulletins ne se sont pas visiblement préoccupés de fournir des détails utiles à une enquête sur cette durée, puisque ces bulletins ne mentionnent qu'exceptionnellement l'espace écoulé entre l'époque de la vaccination et celle d'une variole mortelle. Il n'y a, en effet, que dix-neuf bulletins qui donnent ce précieux renseignement, et encore ils se bornent aux espaces inférieurs à huit ans.

Voici ces espaces :

6 mois.	5 ans 4 mois.
9 mois.	5 ans 10 mois.
11 mois.	6 ans 4 mois.
1 an.	6 ans 10 mois (2 cas).
1 an 3 mois.	7 ans 4 mois.
1 an 5 mois.	7 ans 5 mois.
1 an 7 mois.	7 ans 8 mois.
3 ans 6 mois (2 cas).	7 ans 10 mois.
4 ans 10 mois.	

Un cas appartient à un homme de trente-cinq ans, vacciné en 1870, et mort en 1877 d'une variole confluente.

Au point de vue pratique, il suffit de trouver une époque fréquente, après laquelle il est prudent de ne plus se croire protégé par l'immunité vaccinale, du moins étant donné le vaccin tel que nous l'avons aujourd'hui.

Il y aurait une étude très importante à faire sur les causes de la dégénérescence du vaccin et sur les moyens pratiques de revenir à l'époque florissante de la méthode jennérienne. L'immunité vaccinale est de nos jours très inférieure à celle procurée par une première variole. Nous nous écrierons donc, à la façon des Romains, au moment d'un danger public : *Caveant Consules!*

Durée de la variole mortelle dans 247 cas.

Les diverses périodes régulières de la variole, entre un minimum et un maximum, varient suivant les cas particuliers. Nous ne chercherons pas à quelle période nos varioleux sont décédés. Les rédacteurs de nos bulletins n'ont d'ailleurs signalé que treize fois la période, et, dans 241 bulletins, ils ont indiqué seulement après combien de jours le décès était arrivé, à partir du début de la maladie. Néanmoins, ils ont encore employé l'expression de *variole rapide* pour six cas; probablement cela veût dire une durée de quatre à cinq jours au plus.

Après	3 jours...	9 cas.	Après	14 jours...	13 cas.
Après	4 jours...	12 cas.	Après	15 jours...	7 cas.
Après	5 jours...	27 cas.	Après	16 jours...	4 cas.
Après	6 jours...	14 cas.	Après	17 jours...	0 cas.
Après	7 jours...	17 cas.	Après	18 jours...	3 cas.
Après	8 jours...	57 cas.	Après	19 jours...	1 cas.
Après	9 jours...	23 cas.	Après	20 jours...	6 cas.
Après	10 jours...	10 cas.	Après	21 jours...	1 cas.
Après	11 jours ..	24 cas.			
Après	12 jours...	12 cas.		Total...	241 cas.
Après	13 jours...	1 cas.			

La moyenne des journées pour chacun des 241 cas serait de neuf à dix.

Si nous admettions que les 6 cas de variole dite *rapide* signifient 6 cas à cinq jours de durée, notre moyenne resterait encore la même.

On sera peut-être étonné de voir signaler des décès de variole après trois jours seulement de maladie. Il pourrait se faire que, dans la supputation spéciale à ces cas, on ne soit pas remonté à l'origine réelle de la maladie; mais en admettant qu'on leur aurait retranché trois à cinq jours de durée réelle, notre moyenne n'en serait pas sensiblement modifiée. Faisons la même remarque, proportions gardées, pour les décès à durée de quatre jours.

Après trois à quatre jours de maladie, il est assez possible à un praticien expérimenté de diagnostiquer une variole, sans qu'il y ait eu encore d'éruption, et cela grâce à un ensemble de circonstances extrinsèques ou intrinsèques au malade. A l'instar de la rougeole ou de la scarlatine, qui peuvent exister sans leur exanthème caractéristique, il y aurait même une variole sans éruption variolique. Nous lisons, en effet, sur un bulletin sorti de l'hôpital : *variole sine variolis,* cas qui a provoqué une communication à la *Société de Médecine et de Chirurgie de Bordeaux.*

Décès survenus chez des individus vaccinés sans résultat. 30 cas.

Nous détachons ce petit groupe du grand groupe des 728 non-vaccinés. On comprend tout l'intérêt qu'il y a à recueillir des documents sur les tentatives inefficaces de vaccination, suivies de variole mortelle, à une époque plus ou moins éloignée.

Il est admis que, pour des causes inconnues en physiologie, il y a des individus réfractaires à des faits expérimentaux ou médicaux; ils n'ont pas l'aptitude à ce que l'on nomme la *réceptivité*. Cette réceptivité est-elle absolue, permanente, ou bien relative, passagère? Lorsqu'elle est absolue, elle résiste à toutes les tentatives faites pour la faire cesser; lorsqu'elle est permanente, elle résiste encore à toutes ces tentatives, faites à n'importe quelle époque. Il est bien difficile de proclamer une inaptitude absolue, permanente, car on n'est jamais certain de n'être pas tombé sur une cause ou une réunion de causes passagères devant cesser dans telle ou telle condition, à telle ou telle époque, et qui, en disparaissant, doivent laisser, sous la loi générale de la réceptivité, un individu réputé réfractaire.

On comprend tous les inconvénients de la perplexité en pareille circonstance; souvent, c'est une question de vie ou de mort qui s'agite. Il est donc prudent de ne pas admettre trop légèrement l'inaptitude à la réceptivité, et il faut faire intervenir tous les éléments divers qui contribuent à la solution du problème.

Voici le groupe des décès varioliques qui légitiment nos réflexions de philosophie vaccinale, et que nous désignerions volontiers par l'expression de *Groupe des prétendus réfractaires à la vaccine.*

Série par âge.

1 mois.	11 ans.
2 mois (2 cas).	12 ans (trois tentatives).
3 mois.	14 ans.
5 mois (2 cas).	17 ans (2 cas).
1 an.	20 ans.
2 ans (2 cas).	26 ans.
2 ans et demi (3 cas).	27 ans.
3 ans (trois tentatives).	29 ans.
3 ans et demi.	32 ans.
4 ans.	47 ans.
4 ans et demi.	58 ans.
5 ans.	Plus un cas sans âge fixé
10 ans (deux tentatives).	(avec plus. tentatives).

Décès survenus chez des individus revaccinés sans résultat.
18 cas.

Cette question fait une suite naturelle à celle des individus vaccinés sans résultat.

Devant le chiffre vraiment considérable des individus vaccinés qui perdent leur immunité vaccinale, dont quelques uns assez rapidement, et surtout devant le nombre très sérieux de ceux qui, quoique vaccinés, succombent à la variole, la nécessité de la revaccination devient de plus en plus impérieuse.

Les revaccinés récupèrent habituellement la première immunité perdue avec le temps. Mais si cette nouvelle tentative d'inoculation vaccinale n'aboutit pas, peut-on se flatter d'avoir conservé le bénéfice protecteur de la première vaccine, au moins encore pour un certain temps? Ici se reproduit la perplexité dont nous avons parlé à l'occasion des tentatives inefficaces de vaccination, et les mêmes considérations peuvent être appliquées à ces tentatives de revaccination. L'inaptitude à la réceptivité est-elle absolue, permanente? Quand cessera-t-elle, si elle doit cesser?

Voici un groupe de faits qui prouvent que des individus avaient été faussement réputés réfractaires à une revaccination:

Série par âge.

6 ans.	42 ans.
19 ans.	43 ans.
23 ans.	44 ans.
26 ans.	45 ans (2 cas).
27 ans (2 cas).	48 ans.
29 ans.	68 ans.
35 ans.	88 ans.
36 ans (2 cas).	

Le bulletin de six ans est relatif à un enfant vacciné à sa naissance et revacciné depuis deux fois, sans succès, avec du vaccin en plaque.

Le cas de vingt-six ans appartient à un individu ayant eu recours à la revaccination vingt-cinq jours avant l'invasion d'une variole confluente. Le vaccin employé était du vaccin de génisse.

Le cas de trente-six ans appartient à un individu revacciné sans résultat six mois auparavant.

Les cas de vingt-neuf ans, quarante-trois ans, et un cas de vingt-sept ans, appartiennent à des individus revaccinés pendant l'incubation de la variole.

Dans deux de ces cas, la mort est arrivée huit jours après la tentative de revaccination.

Ce que nous dirons plus bas sur la vaccination pendant l'incubation variolique, peut s'appliquer à la revaccination.

Décès survenus chez des individus revaccinés avec résultat.
2 cas.

Ces deux faits sont graves en signification; ils semblent attaquer sérieusement la doctrine jennérienne, et ils servent de point d'appui à l'incrédulité qui s'accroît parmi les masses au sujet de la protection vaccinale. Il faut bien l'avouer, ils appartiennent au groupe des faits physiologiques ou médicaux qui enlèvent aux théories scientifiques, en général, le droit de prétendre à l'absolu. Nous avons lu quelque part qu'Arago aurait dit : *Quiconque, en dehors des mathématiques, prononce le mot d'impossible, est un imprudent.* Combien d'hommes de science mériteraient ce reproche, à voir leur ton dogmatique?

Voici deux cas de violation flagrante de la loi jennérienne :

Enfant revacciné à trois ans avec succès, et mort à sept ans et demi;
Femme revaccinée avec succès à neuf ans, et morte à trente-trois ans.

Vaccination pendant l'incubation de la variole. — 8 cas.

Il est reconnu que l'incubation de la variole peut ne pas arrêter la marche régulière de la vaccine, et réciproquement; par suite, virus varioleux et virus vaccinal marchent côte à côte, dans leurs diverses périodes.

Pourtant, nous n'oserions pas affirmer que la durée de ces périodes, pour l'un ou pour l'autre des virus, ne soit nullement modifiée. Que de fois, dans un quartier infecté, dans la maison, dans la chambre unique habitée par plusieurs individus, où le fléau a fait son apparition, on a la précaution de recourir au vaccin? Mais l'ennemi était déjà dans la place, et le secours tardif ne peut l'en expulser. Les deux virus y feront bon ménage.

Série par âge.

3 mois.		5 ans.
4 mois.		9 ans.
4 ans.		17 ans.
4 ans et demi (2 cas).		

Dans trois cas, il y a eu des pustules vaccinales; dans un cas, il y a eu une éruption vaccinale incomplète; dans un cas, l'inoculation avait été faite le deuxième jour de l'incubation; dans un cas, la mort est survenue au dixième jour de l'inoculation vaccinale.

Durée de l'incubation vaccinale.

Puisque les deux incubations variolique et vaccinale peuvent marcher harmonieusement chez le même individu, comme deux germes très distincts jetés sur le même terrain, dans le voisinage l'un de l'autre, on comprend combien il peut être utile d'être fixé sur la durée de l'une et de l'autre incubation. Nos documents sont silencieux sur cette circonstance; mais nous emprunterons à notre pratique personnelle des faits pour éclairer cette question.

Nous avons vu, en novembre dernier, la pustule vaccinale ne commencer à paraître, chez un enfant de huit ans, qu'au huitième jour; au onzième jour, cette pustule nous a fourni un vaccin normal, qui a servi à la vaccination.

Chez un autre enfant de treize mois, vacciné avec du vaccin animal en tube venu par la poste, nous n'avons aperçu, au septième jour, aucune trace de vaccination. Nous étions déjà préoccupé de chercher du vaccin humain de bras à bras, pour faire une nouvelle tentative, lorsque, le quinzième jour, on vint nous faire savoir que trois pustules, sur quatre piqûres, avaient apparu. Le dix-septième jour, en effet, avec du vaccin de cette source, nous avons vacciné efficacement un autre enfant. De plus, nous avons entendu dire plusieurs fois, dans ces derniers temps, que des pustules vaccinales avaient apparu bien en dehors des limites ordinaires.

Variole qualifiée.

714 bulletins, sans parler d'aucune complication, donnent
à la variole une qualification.

Variole confluente..................	456 cas.
Variole hémorrhagique.................	147 cas.
Variole confluente hémorrhagique.......	73 cas.
Variole pourprée.	32 cas.
Variole dite simplement *anomale*........	6 cas.
Total......	714 cas.

Tout en faisant nos réserves sur la grande présomption
d'inexactitude numérique, sous ce rapport, nous dirons que la
part des varioles confluentes a été de 15 à 16 pour 100, celle
des varioles hémorrhagiques de 4 à 5, celle des varioles
pourprées de 1 à 2.

Il est visible que les proportions qui reviennent aux carac-
tères concomitants cités plus haut sont très inférieures, à la
vérité ; car c'est principalement par l'une ou par l'autre de ces
trois circonstances pathologiques que la variole devient
mortelle, quand il ne surgit pas une complication pouvant
tuer par elle seule.

Ce sont principalement les bulletins sortis de l'hôpital civil
ou de l'hôpital militaire qui sont munis de ces renseignements
médicaux. Le plus souvent les médecins vérificateurs des
décès négligent d'en donner.

Complications dans la variole mortelle. — 61 cas.

Nos bulletins mortuaires, outre les qualifications médicales
mentionnées plus haut, signalent quelques complications qui
viennent ajouter leur propre gravité à la gravité spéciale à la
maladie. De là donc une double cause de mort. Nous allons
faire connaître ces quelques complications, en faisant remarquer que nous n'avons aucune confiance dans leur exactitude
numérique, par rapport au groupe total. Nous profitons encore
de cette circonstance pour compléter notre conviction èt nos
idées sur les fonctions de médecin vérificateur des décès:

un peu d'amour pour la science pourrait relever ces fonctions aux yeux du public et même aux yeux des confrères:

Non ignora mali miseris succurrere disco.

État puerpéral: 14 cas. — Cette complication peut donner à la variole une forme mortelle, qu'elle n'aurait pas eue toute seule, dans tel cas donné.

Série par âge.

19 ans (2 cas).	24 ans.	30 ans.
20 ans.	25 ans.	31 ans.
21 ans.	26 ans.	32 ans.
22 ans (2 cas).	27 ans.	34 ans.

État gravide: 5 cas. — Une grossesse, n'importe à quel terme, si elle est compliquée par la variole, est exposée soit à l'avortement, soit à l'accouchement prématuré, avec des conséquences mortelles pour la femme comme pour le produit de la conception.

Série par âge.

19 ans (grossesse non précisée).	22 ans (grossesse de 6 mois).
20 ans (grossesse de 5 mois).	35 ans (avortement non précisé).
20 ans (grossesse non précisée).	

Phthisie: 3 cas. — La variole hâte la terminaison fatale de la phthisie. Cette maladie exanthématique peut encore provoquer une explosion phthisique chez un individu prédisposé aux tubercules. Dans nos 3 décès, 2 prouvent cette assertion.

Érysipèle: 5 cas. — Dans ce petit groupe, il y a un érysipèle phlegmoneux et un érysipèle gangréneux.

Pneumonie: 4 cas.

Hémorrhagie en dehors de la peau: 6 cas, dont 3 métrorrhagies, 2 hématuries, 1 épistaxis.

Abcès: 3 cas.

Scarlatine: 2 cas (15 ans, 57 ans).

État typhique: 2 cas.

Groupe des cas isolés: Rougeole. — Œdème de la glotte (5 ans). — Scrofule (5 ans et demi). — Gangrène des pustules

(25 mois). — Sphacèle du scrotum (5 ans). — Diarrhée (1 an).
— Coïncidence de la menstruation qui a troublé la marche de
la variole. — Travail de la dentition (25 mois).

Accidents cérébraux: 9 cas. — Ces accidents sont ordinai-
rement ainsi désignés : variole ataxique, maligne, insidieuse,
méningitique. Il y a un cas de paralysie générale (hospice des
Aliénées).

Les accidents cérébraux sont très fréquents dans la variole,
et, si les rédacteurs des bulletins avaient été guidés en vue
d'une enquête à utiliser, ils nous auraient fourni des faits plus
nombreux. Le caractère ataxique de la maladie a sa source
principale dans sa nature pestilentielle. Lorsque ce caractère
surgit, il transforme les malades en véritables fous, simple-
ment délirants ou bien furieux. Un de nos bulletins signale
même un suicide.

Les varioleux surpris par cette complication quittent
souvent leur lit et leur chambre, soit parce qu'ils ne sont pas
suffisamment surveillés, soit surtout parce qu'ils triomphent
des résistances, morale ou matérielle, qu'on leur oppose : ils
s'échappent alors sur la voie publique, s'égarent quelquefois
dans la campagne. Nos feuilles publiques de Bordeaux
signalaient dernièrement le fait d'un de ces malades qui,
courant à travers champs, s'était jeté dans un étang. Il
est à noter une circonstance qui déroute le pronostic le mieux
établi: c'est que, ramené chez lui, il a pu revenir à la santé.

Contagion du nourrisson par la mère. — 10 cas.

Nous avons vu plus haut l'influence fâcheuse exercée par
la variole sur la femme enceinte ou sur la femme récemment
accouchée. Nous abordons ici une question connexe, celle de
l'influence de la femme variolique, à l'état gravide ou à l'état
puerpéral, sur le fœtus ou sur le nouveau-né.

Dans un travail que nous préparons pour une seconde
édition de nos *Recherches sur les mort-nés dans la ville de
Bordeaux*, nous mentionnerons un groupe devant son origine
à la contagion intra-utérine. Ici nous ne parlons que de la
contagion exercée sur le nouveau-né par la mère récemment
accouchée, soit qu'elle fût déjà atteinte avant, soit qu'elle

n'ait été atteinte qu'après l'accouchement. Voici notre groupe:

Fœtus de 6 mois et demi et qui a vécu 17 heures;
Enfant à terme qui a vécu 7 heures;
Enfant à terme qui a vécu 2 jours;
Enfant à terme qui a vécu 7 jours;
3 Enfants de 10 jours;
Enfant de 15 jours;
Enfant de 20 jours;
Enfant de 26 jours.

Une conclusion pratique découle de ces faits : c'est qu'un enfant nouveau-né doit être éloigné d'une mère variolique, s'il ne présente encore aucun symptôme de variole; qu'il faut ensuite le vacciner, au risque de faire rencontrer l'incubation vaccinale avec l'incubation variolique. Si le vaccin ne donne aucun signe initial, après les huit premiers jours, il faut recommencer, et ne remettre l'enfant dans le voisinage de la mère qu'après la confirmation du succès vaccinal. Dans cette période, nous engagerions sérieusement la famille à nourrir l'enfant au biberon, jusqu'à ce qu'il soit bien et dûment vacciné; ensuite on pourrait le confier à une nourrice, qui, n'aurait plus rien à craindre pour elle-même.

Décès survenus dans une variole en apparence très légère.
6 cas.

Quel est le praticien qui n'a pas vu succomber des varioleux dans des cas excessivement bénins en apparence, comme dans une variole ou une varioloïde très discrète ou peu confluente, mais où tout paraissait marcher régulièrement et bénignement? La maladie peut prendre tout à coup une forme insidieuse, comme la forme asphyxiante ou la forme syncopale. Toute variole, quelle qu'elle soit, doit donc être surveillée avec attention et constance; et le médecin que l'on mande auprès d'un malade, qu'il a laissé un peu auparavant dans un état satisfaisant, ne doit pas s'en rapporter à son appréciation trop optimiste; il y a de fâcheuses déceptions dans de pareilles circonstances.

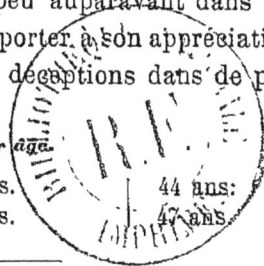

Série par âge.

5 ans et demi.	38 ans.	44 ans;
20 ans.	30 ans.	47 ans.

CONCLUSION DU TRAVAIL

Nous en avons terminé avec le dépouillement de nos 3,094 bulletins mortuaires et avec les quelques détails qu'ils contiennent. Nous les avons tournés et retournés, pour leur faire produire des renseignements et des enseignements utiles, comme nous l'avons dit au début de notre travail.

En lisant notre Introduction, le lecteur a dû être tenté de s'écrier, avec l'auteur de l'art poétique :

Quid dignum tanto feret hic promissor hiatu ?

mais il est juge, maintenant, pour décider si nous avons tenu nos promesses, ou bien s'il peut nous appliquer le

Nascitur ridiculus mus.

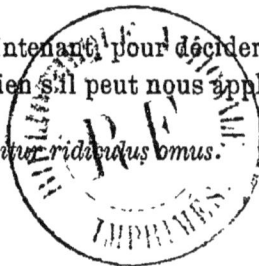

Bordeaux. — Imp. G. GOUNOUILHOU, rue Guiraude, 11.

97

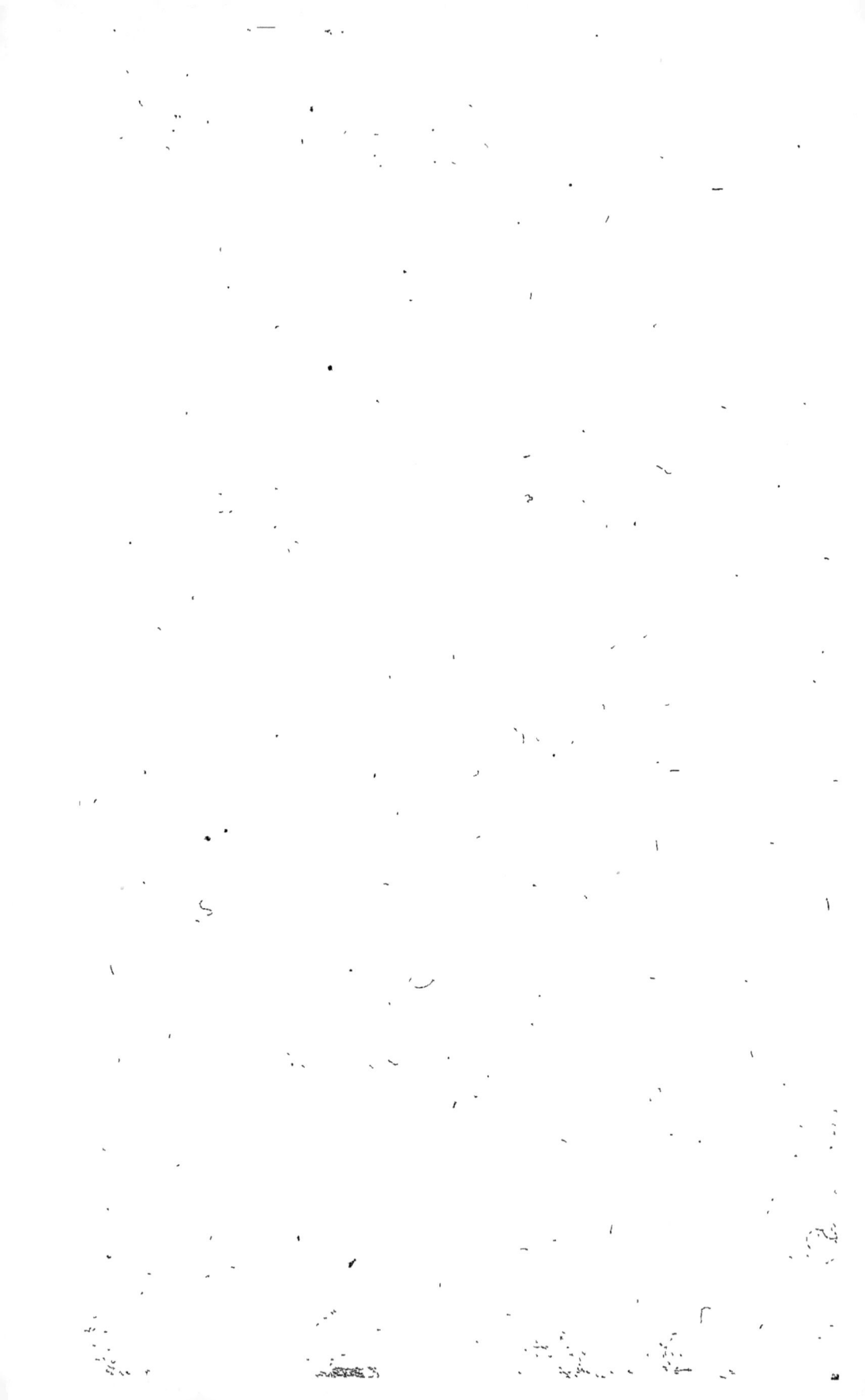

www.ingramcontent.com/pod-product-compliance
Lightning Source LLC
Chambersburg PA
CBHW060442210326
41520CB00015B/3820